AF496298

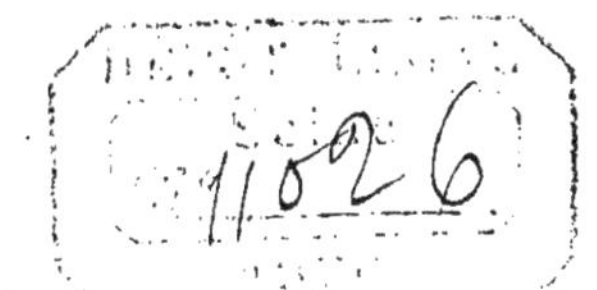

DES DIVERS TRAUMATISMES PRODUITS PAR LA BOUCHE DU CHEVAL,

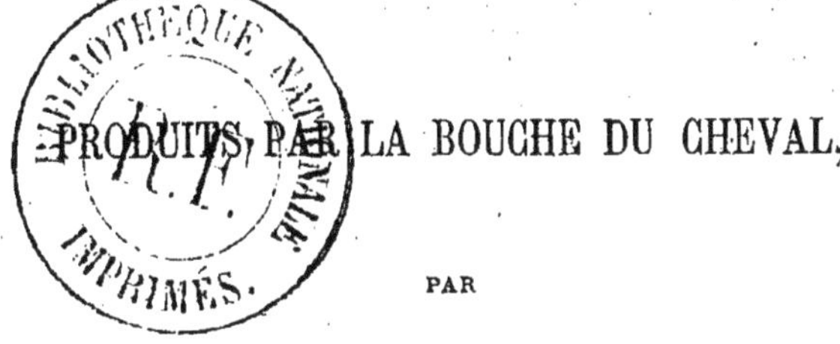

PAR

Le Dr GILLETTE,

Chirurgien des Hôpitaux, membre de la Société de chirurgie de Paris.

En 1815, une thèse bien faite et fort originale ayant pour titre : *Des morsures par les animaux qui ne sont ni enragés, ni venimeux*, était soutenue à notre faculté par J.-B.-H. Dumuis. Quarante ans plus tard, M. P.-Stan. Dauvé soutenait également la sienne sur le même sujet. Cette dernière, intitulée : *Des plaies par morsures simples*, n'est, pour ainsi dire, que la reproduction de la plus grande partie de la précédente à laquelle l'auteur ajoute deux observations recueillies au Val-de-Grâce, dans le service de M. H. Larrey.

Depuis cette époque (1855), nous ne trouvons aucune monographie, aucun essai même, ni sur les *plaies par morsures en général*, ni sur celles produites par la mâchoire du cheval. Cependant, ces traumatismes sont bien loin d'être rares : les feuilles périodiques en consignent de temps à autre divers exemples; d'autre part, nous en voyons entrer, chaque année, un certain nombre dans les hôpitaux de Paris. Quant à nos auteurs classiques, ne croyant pas devoir leur consacrer de chapitre spécial, ils se contentent de les signaler en passant, à propos des plaies contuses et par arrachement, sans insister sur les particularités multiples et fort intéressantes, à notre avis, que ces traumatismes présentent. Et pourtant, quelles formes anatomiques et cliniques ne nous offrent-ils pas ! Combien les traces qu'ils laissent à leur suite sont différentes, combien leur degré de gravité varie d'une morsure à une autre !

J'ai cru de quelque utilité de rassembler et de comparer les cas que j'ai eu la bonne fortune d'observer dans les hôpitaux durant ces dernières années, et dont j'ai grossi le nombre par l'adjonction d'autres exemples que plusieurs chirurgiens, la plupart membres de cette Société, ont eu l'obligeance de me communiquer soit par écrit, soit verbalement.

C'est donc avec un bilan de 66 faits ou observations que j'ai tenté d'exposer ces quelques réflexions sur les *Traumatismes produits par la bouche du cheval.*

Et d'abord, devons-nous conserver cette dénomination vulgaire de *morsures simples*, adoptée par le plus grand nombre? Évidemment oui, si par ces deux mots on n'entend seulement parler que d'une blessure *sans dépôt d'aucun principe délétère* (car ce sont les morsures de cheval sain que j'aurai spécialement en vue); mais cependant, l'épithète de *simple*, qui entraîne avec elle l'idée d'une certaine bénignité, ne doit pas en imposer ici au chirurgien, si l'on réfléchit aux délabrements parfois si grands auxquels donnent lieu ces traumatismes, et à leurs graves conséquences.

§ II. — MÉCANISME.

Les plaies par morsure de cheval rentrent essentiellement dans la classe des *plaies contuses.* Il n'y a pas lieu du reste d'en être surpris, si l'on étudie la disposition des dents de cet animal, et en second lieu, si l'on envisage le mécanisme suivant lequel se produit ce genre de blessures.

Chaque mâchoire du cheval offre 6 incisives, 2 crochets ou canines, manquant souvent chez la femelle, et 12 molaires; mais au point de vue qui nous occupe, ce ne sont que les premières de ces dents qui doivent spécialement attirer notre attention, cet animal saisissant ou plutôt *pinçant* avec force les tissus uniquement avec les incisives, et les tenant serrés comme dans un étau, sans lâcher prise et sans les mâchonner. Or, *ces incisives*, véritables organes de défense, ne peuvent produire, en raison de leur disposition anatomique, qu'une contusion ou plaie contuse, suivant le degré de constriction qu'elles déterminent : elles se distinguent en pinces, mitoyennes et coins, et ont chacune la forme d'une pyramide dont la base libre, seule partie en contact tout d'abord avec les tissus saisis, est dénommée *surface de frottement.* Cette surface, où l'on remarque une fossette désignée sous le nom de cornet dentaire, est large et aplatie, et n'agit par conséquent que par pression, ayant pour résultat l'attrition des parties molles superficielles. Si cette pression puissante se continue, les incisives pénètrent alors dans les chairs non pas par section, mais par broiement de ces dernières.

De plus, comme le cheval, tout en serrant avec la partie antérieure des mâchoires, imprime fréquemment des secousses violentes soit dans le sens vertical, soit latéralement, les tissus peuvent, par cette traction qui s'ajoute à la pression précédente, être déchirés et arrachés en partie ou même en totalité. Il est donc facile de comprendre que les morsures de cheval donnent lieu à tous les degrés de contusion et de solution de continuité, contuses ou par arrachement.

§ III. — CONDITIONS ÉTIOLOGIQUES.

Ces traumatismes, naturellement, se rencontrent surtout chez les personnes obligées, par leur profession, à des rapports quotidiens avec ces animaux. C'est ainsi qu'on les observe le plus souvent chez les cochers, les charretiers, les palefreniers, les soldats des trains d'équipages, chez les cavaliers au moment où les escadrons manœuvrent, c'est-à-dire quand les chevaux sont très-rapprochés les uns des autres, chez les soldats dits *panseurs;* il n'est pas rare de voir, en pareil cas, l'animal retourner vivement la tête et mordre, au moment ou l'homme, plein de quiétude, est occupé à le laver ou à l'étriller, comme dans le fait suivant qui nous a été rapporté par M. de Saint-Germain.

Obs. I.

Un domestique était en train de panser son cheval, lorsque l'animal se retourne subitement et le mord *au flanc droit* très-vigoureusement, avant que cet homme ait eu même le temps de s'apercevoir de ce mouvement. Les vêtements amortirent un peu la pression des dents et il n'y eut pas arrachement, mais le pincement de la paroi abdominale fut si fort qu'il en résulta une double plaie contuse avec mortification. Un phlegmon diffus des plus intenses survint au bout de quelques jours, une suppuration abondante s'établit au moment de la chute des escharres et le malade finit par succomber à la pyohémie.

On a eu occasion de voir également ces blessures chez des enfants jouant avec le cheval ou l'excitant, comme dans l'observation XII, communiquée par M. Larrey, ou bien chez d'autres personnes dont l'imprudence vraiment inexplicable est suffisamment prouvée par l'exemple suivant:

Obs. II. — (M. de Saint-Germain.)

Un cocher dont le cheval n'était pas cependant vicieux et qui était très-tranquille, dans ce moment même, s'amusait à approcher sa figure de la bouche de l'animal en tenant entre ses lèvres un morceau de sucre qui dépassait de moitié. Le cheval se précipite brusquement sur lui et lui arrache, d'un seul coup de mâchoire, *la lèvre inférieure* presque dans sa totalité. Cette lèvre, enlevée comme par un emporte-pièce ou comme si l'on s'était servi de l'écraseur linéaire, c'est l'expression même de M. de Saint-Germain, laissait à nu toute l'arcade alvéolaire inférieure. La guérison s'effectua sans mortification des tissus et sans accidents graves, mais on eut beau surveiller la cicatrisation, elle ne put s'achever sans donner lieu à une bouche difforme, en raison des adhérences solides au maxillaire qu'on ne put éviter. On ne pratiqua pas d'autoplastie.

La fréquence de ces morsures est en raison directe de l'indocilité des animaux, de l'habitude que, malgré tout, certains d'entre eux rétifs, vicieux, indomptables, ont contractée de mordre ; de l'état de fureur plus ou moins grande dans lequel ils se trouvent et de la grande difficulté qu'on a à les dresser ; s'il s'agit surtout de ces petits chevaux arabes, dont on se sert beaucoup depuis quelques années dans la cavalerie légère. On doit peut-être aussi tenir compte du peu de douceur, sinon de la brutalité, avec laquelle certains cavaliers, heureusement assez rares, traitent d'ordinaire leur monture.

On les rencontre encore chez les personnes qui, exposant leurs jours pour arrêter les chevaux emportés sur les routes, cherchent à leur presser les naseaux ; l'animal, en ce cas, fait un mouvement brusque pour se dégager et mord.

L'état de furie et d'excitation est tel, parfois, que si la partie saisie résiste à la puissante traction des mâchoires parce qu'elle est trop charnue, comme l'épaule ou l'aisselle, l'homme tout entier se trouve soulevé de terre en un instant, violemment secoué et même traîné sur le sol. En voici 3 exemples :

Obs. III. — (Hôpital Cochin. M. Desprès.)

Pillion (Jean), 40 ans, charretier, entre à l'hôpital le 14 août 1872. Il a été, la veille, mordu par son cheval qui, le saisissant par la *région axillaire*, l'a enlevé de terre et fortement secoué. Malgré les vêtements qui l'ont un peu protégé, la région du grand pectoral offre une plaie profonde et contuse, avec épanchement sanguin considérable. Il ne survint toutefois aucune complication sérieuse, et le malade sortait du service, guéri, le 16 septembre de la même année.

Obs. IV. — (M. Tillaux.)

Un homme d'une quarantaine d'années est soulevé de terre par un cheval qui lui empoigne vigoureusement le *bras droit*. Le délabrement des parties molles, superficielles et profondes, et du squelette est tel que M. Tillaux dut pratiquer la désarticulation du bras quelques jours après. Dans ce cas, il y eut chute prématurée de la ligature appliquée sur l'artère axillaire, et le malade mourut d'hémorrhagie.

Obs. V. — (M. Le Fort. Beaujon, 1874.)

C... (Jules), 25 ans, palefrenier, mordu avec fureur à la *main gauche* par un cheval qui l'enlève de terre à deux reprises différentes. Large plaie contuse occupant la base du pouce et la région thénar. La plaie suit une marche satisfaisante et se cicatrise par le pansement alcoolisé, selon les règles, du 9 juillet au 7 août, jour de sortie.

Boyer (5e édit. du *Traité des mal. chir.*, t. I, p. 800), en parlant de la gravité que peuvent assumer les plaies par morsures d'animaux sains, à cause de la contusion et de la *traction* produite par ces animaux, dit que la morsure la plus grave qu'il aie vue est celle qui fut faite à un charretier par un *cheval amoureux de l'homme* (les charretiers nomment ainsi tout cheval qui, ayant été maltraité, en veut à tout individu qui l'approche). Ce cheval renversa le charretier, jeune homme de 22 ans, et le saisit par le côté interne du membre abdominal droit, au niveau du genou. Il l'*enleva de terre à plusieurs reprises* et il le *porta dans la mangeoire.* Il en résulta une plaie considérable suivie de nécrose du condyle interne. Gangrène du pied, de la jambe, du genou. Amputation de la cuisse. Mort.

Ces arrachements reconnaissent en général deux causes principales : l'une tenant à l'animal et par laquelle ce dernier fait des efforts pour enlever la partie saisie, l'autre tenant au blessé qui exerce lui-même des mouvements violents de retrait pour dégager la région mordue et augmente encore par là la force de traction.

§ IV. — SIÉGE.

De toutes les morsures produites par la bouche du cheval, celles du *membre supérieur* sont de beaucoup les plus nombreuses, puisque sur les 66 cas recueillis par nous, 50 lui appartiennent. Cette fréquence se comprend sans peine si on réfléchit que ce sont, en effet, les divers segments du membre thoracique qui se trouvent le plus souvent à la portée de la bouche de l'animal; c'est pour la même raison que celles *de la face* s'observent aussi assez fréquemment.

Quant à celles du *membre inférieur*, elles sont au contraire beaucoup plus rares. Les doigts et les diverses saillies de la face étant les parties les plus libres, de petite dimension et non protégées par les vêtements, la mâchoire y peut déterminer des plaies par arrachement bien plus facilement que partout ailleurs.

Du membre supérieur tout entier, c'est la *main* (17 cas) qui est le plus souvent intéressée, tantôt au niveau d'une de ses deux éminences thénar et hypothénar, tantôt aux dépens d'un ou de plusieurs *doigts*, et par ordre de fréquence, le pouce, l'indicateur et l'auriculaire.

Notre tableau ne contient pas de morsures du médius et de l'annulaire : peut-être, par leur position intermédiaire, sont-ils moins exposés que les autres doigts à ce genre de blessure? Viennent ensuite le *bras* (17 cas) (région externe principalement, le paquet vasculo-nerveux est protégé par sa position en dedans), *l'avant-bras* (13 cas) (région interne surtout, ce qui s'explique par ce fait que c'est dans la demi-pronation que ce segment du membre se présente en général à la bouche du cheval, au moment où le cavalier élève les deux mains du côté de la tête ou de la face de l'animal), et l'*épaule* (3 cas), qui est aussi une région du membre supérieur qui se trouve à la portée de sa mâchoire.

7 cas de traumatisme du membre inférieur se rapportent à des blessures de la *cuisse*, de la *jambe*, de la *hanche*, du *flanc* et du *creux du jarret*. — 2 appartiennent à la région thoracique (*sein* et *aisselle*); — 6 à la face (*lèvre* supérieure ou inférieure, *joue*, *nez*, *oreille*); enfin, dans le cas suivant que nous avons observé dans le service de M. A. Guérin, à l'Hôtel-Dieu, et que nous résumons, la *verge* et l'un des *testicules* avaient été violemment arrachés.

Obs. VI.

Arrachement de la verge et du testicule droit par la bouche d'un cheval. Rétrécissement traumatique très-étendu. Uréthrotomie externe sans conducteur. (M. A. Guérin. Hôtel-Dieu, 1872.)

Un jeune homme de 24 ans, jardinier et marié depuis quelques mois à peine, pansait en 1870 un cheval vicieux, lorsque ce dernier, dans un accès de fureur, se précipita sur lui et saisit entre ses mâchoires la verge et toute la portion droite du scrotum ; cet animal, qu'excitaient encore davantage les cris poussés par le patient, lui secoua les parties génitales jusqu'à leur entier arrachement. Transporté sur-le-champ dans le service du professeur Laugier, à l'Hôtel-Dieu, il ne présenta aucun accident. Une sonde en gomme élastique fut laissée dans l'urèthre pendant quelques jours, puis retirée. La plaie se cicatrisa et au bout de 3 mois il sortit en bon état, pouvant retenir ou expulser ses urines à volonté, mais ne pissant qu'avec un jet peu fort et assez mince. Il resta ainsi 15 ou 16 mois, mais depuis 4 ou 5 mois (juin 1872), il n'urine plus avec la même facilité ; à chaque miction il est obligé de faire des efforts notables et encore l'urine ne coule-t-elle que goutte à goutte. L'aspect de la région génitale de cet homme rappelle un peu celui d'un hermaphrodite. Une *dépression* médiane cicatricielle et longitudinale, qui existe au point où la verge a été arrachée à sa base, limite deux saillies latérales oblongues que l'on pourrait prendre tout d'abord pour les deux grandes lèvres : la saillie gauche est le testicule qui lui reste et est normal ; la saillie droite est la portion du scrotum ratatiné qui ne renferme pas de testicule dans son intérieur. A la partie supérieure de cette dépression médiane se trouve une végétation, un *condylome* analogue à ceux que l'on rencontre souvent à la marge de l'anus et qui recouvre, à la manière d'un opercule, une ouverture plus profonde, rose et plissée, qui est l'orifice *de ce qui reste d'urèthre à ce malheureux.* — Les désirs vénériens existent encore chez lui et il a eu à plusieurs reprises des éjaculations nocturnes. Le cathétérisme est impossible ; un stylet, introduit dans l'urèthre, est arrêté à 1 cent. 1/2 ou 2 centimètres, mais ne peut cheminer plus loin et, si on vient à pousser cette exploration, on fait souffrir le malade.—Si, d'autre part, on porte la main derrière les bourses, on trouve une *masse indurée,* un *boudin fibreux* entourant toute la portion périnéale de l'urèthre et qui témoigne d'un *rétrécissement traumatique* propagé à une portion très-étendue du canal.

Le 23 juillet 1872, M. Guérin fait l'*uréthrotomie externe sans conducteur*. Incision médiane de 7 à 8 centimètres, s'arrêtant à 2 cent. 1/2 de l'anus et division couche par couche du tissu induré sus-indiqué. Le bulbe fut divisé, mais converti lui-même en tissu fibreux dans toute son épaisseur, il ne donna pas lieu à une hémorrhagie; le reste de l'opération se fit en se guidant sur le rectum, par l'introduction d'un doigt dans l'ouverture de la portion membraneuse. L'urèthre est momentanément reconstitué, l'urine coule facilement. Nous avons perdu de vue le malade au bout de quelque temps.

§ V. — CARACTÈRES ANATOMIQUES.

Les *lésions anatomiques* produites par ces traumatismes dépendent du degré de pression des mâchoires et surtout des secousses plus ou moins violentes imprimées à la partie saisie, en un mot du degré de fureur dans lequel se trouve l'animal.

Ces lésions varient depuis le simple *pincement,* presque sans lésion des parties molles, jusqu'aux *broiements* les plus épouvantables d'une région du corps, d'une partie ou de la totalité d'un membre. Nous les rangerons toutes dans deux grandes classes :

I. — Lésions par pression (contusions, plaies contuses, écrasements et déchirures) ;

II. — Lésions par arrachement.

1° Lésions par pression. Elles renferment les cinq variétés suivantes :

a) *Pincement superficiel de la peau* et du tissu cellulaire sous-cutané seul, avec impression caractéristique des dents à la surface des téguments (contusion simple ou petites plaies contuses séparées et peu étendues);

b) Pincement, compression, contusion et déchirure des téguments et des *parties molles profondes,* sans lésion du squelette;

c) Contusion violente et écrasement des parties molles profondes *sans lésions bien appréciables des téguments* et *sans solution de continuité du squelette.* Nous verrons (caract. cliniques) les paralysies les plus graves et les plus rebelles être la conséquence de semblables morsures, sans lésions importantes des téguments;

d) Les mêmes lésions *avec fracture du squelette*, comme dans le fait de M. Ed. Cruveilhier, qui est probablement le même que celui de Nélaton, rapporté dans le *Journal de méd. et de chir. prat.*, art. 5505.

Obs. VII.

Homme d'une cinquantaine d'années, mordu à l'épaule droite par un cheval. Il n'y avait *pas de plaie du côté des téguments* et cependant l'acromion et l'extrémité externe de l'épine de l'omoplate étaient fracturés. On prescrivit un grand nombre de ventouses scarifiées, pour prévenir les accidents, et l'immobilité. La guérison eut lieu rapidement sans gangrène ni phlegmon grave.

Souvent, en effet, dans ces sortes de blessures, le tégument cutané est de tous les tissus (muscles, tendons, artères, nerfs) celui qui supporte la plus haute pression et se rompt le dernier.

e) *Broiement* de la région ou du membre avec délabrement de tous les tissus superficiels ou profonds (parties molles et squelette), comme dans un exemple observé par M. A. Forget, pour le coude, et dans un autre venant du service de M. Broca, à l'hôpital de la Pitié, où le bras gauche avait été complétement broyé et réduit en un véritable putrilage; le malade mourut d'infection purulente.

2° Lésions par arrachement. Elles sont très-communes et constituent, en quelque sorte, le 2e degré de la classe précédente, si on ne parvient pas à faire lâcher prise à l'animal, qui exerce alors les tractions les plus violentes en secouant la partie saisie et, si cette dernière résiste, en traînant la victime et en l'enlevant même de terre à plusieurs reprises.

Les *doigts*, en raison de leur gracilité et de leur isolement, sont très-souvent le siége de semblables blessures. P. de Marchetis, Morand, Petit (Acad. de chir., t. II, p. 88), citent 3 cas d'arrachement du pouce, principalement de la main gauche, avec ou sans leurs tendons extenseur ou fléchisseur. Dans les quelques observations que M. H. Larrey a bien voulu nous communiquer, nous trouvons encore la suivante:

Obs. VIII. — (M. Larrey.)

Une femme de 50 et quelques années, forte, entre à l'Hôtel-Dieu le 22 février 1836. Elle avait eu *le pouce* de la main droite arraché par une morsure de cheval. Dénudation de la tête du 1er métacarpien, gonflement de toute la main, mais pas d'accidents immédiats. Le 2 mars, des symptômes graves apparaissent: aspect gangréneux de la plaie, engorgement ganglionnaire symptomatique. Stupeur. Mort le 18 mars.

Dans le cas suivant, l'animal, après avoir enlevé le doigt saisi, le mâchonna et *finit par l'avaler*, nous avons encore retrouvé cette coïncidence dans un autre exemple.

Obs. IX. — (M. Larrey. *Th. Dauvé.*)

Morsure de cheval avec arrachement du doigt indicateur.

G..., garde républicain, entré à l'hôpital du Val-de-Grâce le 14 mars 1851. Ce jour même, il contenait un cheval rétif en lui pinçant les naseaux ; l'animal fit un mouvement brusque, le mordit et lui arracha l'ongle, la pulpe et une partie de la phalange du doigt *indicateur de la main gauche*, puis *avala la partie enlevée*. Sur le moment la douleur fut peu vive, mais la plaie, quoique petite, saigna beaucoup, au dire du malade, qui laissa son doigt trempé dans l'eau pendant 1/4 d'heure. Pansement simple à l'entrée du malade, dans la salle de M. Larrey ; la plaie présente un aspect noirâtre, une surface et des bords irréguliers, comme mâchés. Point de gonflement ; douleur légère se propageant à l'avant-bras. Dès le premier jour, la blessure est soumise à l'irrigation froide, et le 21 la plaie présentait déjà des bourgeons. Pansement cératé. Cicatrisation complète après 13 jours de traitement. Le malade sort guéri le 6 avril.

M. Dauvé, dans sa thèse, cite encore un fait dû à M. Debrou et qui a trait à l'arrachement de l'*indicateur droit* avec les tendons extenseur et fléchisseur correspondants, accompagné de morsure du médius et de l'annulaire.

Le 31 juillet 1855, Jobert montrait à l'Académie de médecine une portion de *doigt auriculaire* arraché par la bouche d'un cheval, et à l'occasion de cette présentation M. Larrey disait que son père en avait observé plusieurs cas analogues.

Enfin, nous retrouvons un exemple de même nature parmi les observations personnelles à M. Guyon sur ce sujet et qui sont inédites.

Obs. X. — (M. Guyon.)

Charretier, 28 ans, entre à Necker le 27 octobre 1868. Morsure de cheval ayant *amputé le petit doigt de la main gauche*. Le lendemain, désarticulation du fragment de la première phalange de l'auriculaire qui fait saillie dans la plaie. Pansement humide alcoolisé. Le 31, la plaie commence à suppurer et présente des bourgeons charnus. 2 novembre, suppuration bien établie. Guérison 2 semaines après.

D'autres fois, ce sont diverses parties saillantes de la face (nez lèvre, oreille) ou des organes génitaux (observ. VI) qui, se trouvant à la portée de l'animal, sont saisies et arrachées d'un coup de dent. Nous connaissons déjà l'observation II, de M. de Saint-Germain, et dans notre *Revue clinique-chirurgicale* (*Un. méd.*, samedi 12 juillet 1873), nous avons rapporté le fait d'un arrachement du nez et de la lèvre, tiré du service de M. Richet, dont voici le résumé.

Obs. XI. — (M. Richet. Hôtel-Dieu.)

Arrachement du nez et de la lèvre supérieure par la bouche d'un cheval.

Garçon de 23 ans, entré à la salle Sainte-Marthe, juin 1873. Il y a 3 mois, un cheval se précipita sur lui et enleva d'un seul coup de dent tout le nez et toute la lèvre supérieure. Le médecin appelé sur-le-champ eut entre les mains les chairs arrachées et négligea au moins de tenter la réunion par réapplication immédiate. Hémorrhagie peu abondante. Le blessé reste à peine quelques semaines au lit sans fièvre traumatique et la nature est laissée maîtresse d'opérer la cicatrisation comme bon lui semblerait. Aujourd'hui, le pauvre garçon porte une mutilation de la face horrible à voir. Toute la partie molle et cartilagineuse du nez a disparu et il ne reste plus qu'une portion de l'os propre du côté gauche ; par cette large ouverture béante, on distingue facilement les cornets et tout l'intérieur des fosses nasales ; de lèvre supérieure, il n'en existe plus trace, aussi les dents intactes sont-elles complétement à découvert et la muqueuse gingivale exposée sans cesse à l'air extérieur commence-t-elle à se *cutiser*. Au niveau de chacune des commissures, deux petits tubercules, rudiments de la lèvre supérieure, obliques en haut et en dedans, vont se confondre sur les côtés du tissu cicatriciel adhérent qui existe au niveau de la partie moyenne de la mâchoire supérieure. M. Richet se proposait d'essayer, chez ce mutilé, la chéilo-rhinoplastie, mais nous ne savons pas s'il a mis son projet à exécution.

Dans d'autres circonstances, un *segment plus ou moins épais* d'une région du corps violemment saisi, comme dans un étau, est enlevé en totalité. Quelquefois, le lambeau n'est pas détaché en entier et il tient aux tissus voisins par un pédicule adhérent.

M. A. Forget nous a cité un cas dans lequel une bonne portion de la face antérieure de la cuisse (tégument et muscles) fut arrachée, de cette manière ; à la suite d'une suppuration longue et d'accidents de sphacèle, la guérison eut lieu.

MM. Bonnafont, A. Latour et bien d'autres ont vu la partie charnue de l'épaule saisie et arrachée par la bouche de l'animal ; c'est surtout dans la cavalerie qu'on observe cette variété de traumatisme, et dans le fait observé par M. Bonnafont, la guérison s'acheva sans complication.

Il ne faut pas croire, toutefois, que ces plaies avec perte de substance inévitable soient toujours irrégulières, à surface et à bords mâchés, comme cette dénomination, *par arrachement*, semble devoir l'entraîner avec elle. Dans certains cas, les tissus superficiels et profonds sont coupés d'une façon très-nette et pour ainsi-dire comme par un *emporte-pièce*, tant la violence a été puissante et instantanée; les 3 faits suivants rentrent dans cette catégorie qui s'explique, du reste, quand on réfléchit que le cheval mord à l'aide d'incisives et ne déchire pas avec des canines comme les animaux carnassiers.

Obs. XII. — (M. Larrey.)

H...(Napoléon), 13 ans, enfant de troupe, entré le 20 juin 1857, sorti le 23 août. En jouant avec un cheval, il est mordu à la *jambe gauche* par l'animal. Au tiers moyen de la face externe de la jambe existe une plaie longue de 1 décimètre, large de 3 à 4 centimètres. La blessure n'intéresse que la peau, le tissu cellulaire et l'aponévrose jambière. La *peau a été coupée, comme avec un instrument tranchant,* par les dents du cheval, en dehors de la crête du tibia et largement décollée. L'aponévrose est à nu, un peu éraillée, les fibres du péronier et du fléchisseur des orteils (?) aussi à nu et lacérées. Ecchymose. A son entrée, la peau est réappliquée avec soin sur les parties sous-jacentes et maintenue par le diachylon. Eau fraîche. Les jours suivants, gonflement de la moitié inférieure de la jambe et du mollet, décollement de la peau, epanchement. Peau bleuâtre et couverte de phlyctènes. Deux incisions laissent écouler un liquide sanio-sanguin. Mortification du tissu cellulaire sous-cutané. Cataplasmes. Gangrène de la peau. Pied rouge et œdémateux. La peau gangrenée tombe. Vaste plaie de 10 centimètres de hauteur, sur 15 centimètres de largeur, qui contourne le mollet. Fond sanieux noirâtre. Pansement : décoction de quinquina. Plaie rosée et bourgeonnante. Cautérisation : nitrate d'argent. On lutte contre la rétraction du pied, puis état pultacé de la plaie. Le 15 juillet tous les accidents ont disparu et la plaie suit une marche régulière jusqu'à la guérison. Sortie, le 23 août. Cicatrice adhérente. Encore une plaie large de 2 centimètres.

Obs. XIII. — (*Mém. Acad. chirurgie,* 1774, t. V, p. 294.)

Morsure de la lèvre supérieure par un mulet.— On trouve, dans les observations de bec-de-lièvre de Louis, des *Mémoires de l'Académie de chirurgie,* cette observation de M. Désormeaux, professeur de chirurgie, à Tours:

Une petite fille de 10 ans fut mordue, vers la fin de décembre 1767, à la *lèvre supérieure* du côté droit par un mulet : il y avait perte de substance, l'animal ayant emporté la portion de lèvre qui se trouva comprise entre ses dents. On n'amena cette enfant à l'Hôtel-Dieu de Tours que le 4e jour de la blessure. M. Désormeaux trouva les lèvres de cette plaie contuses et recouvertes d'une boue desséchée, laquelle avait formé une espèce d'enduit qui les garantissait de l'impression de l'air. Il résultait de cette morsure un écartement de *deux grands travers de doigt :* au premier aspect, et par la connaissance que M. Désormeaux avait de la cause de cette *brèche,* il crut qu'il y avait une perte de substance proportionnée à ce grand vide, mais en touchant la partie, et dans les tentatives de réunion, il vit que la rétraction des muscles y avait une grande part. Pénétré des principes établis dans les *Mémoires de l'Académie de chirurgie* sur l'abus des sutures, l'auteur de cette observation travailla à rapprocher les lèvres de la plaie et à les contenir par des moyens plus doux. Juxtaposition des bords de la plaie, pansement : vin tiède. 12 jours après, guérison parfaite.

Obs. XIV. — (B. Anger-Richet.)

M. B. Anger nous a dit avoir observé, il y a quelques années, à l'Hôtel-Dieu, où il remplaçait le professeur Richet, un homme de 35 ans environ auquel la bouche d'un cheval avait pincé et enlevé tous les tissus de la région antérieure du *pli du coude, sauf l'artère humérale*, qu'on pouvait voir facilement battre au milieu et au fond de la plaie. Il n'y eut pas d'hémorrhagie inquiétante, et la cicatrisation s'effectua sans aucun accident sérieux.

§ VI. — CARACTÈRES CLINIQUES.

Morsures par pression. — Les caractères cliniques que présentent ces traumatismes varient avec le siége et surtout le degré de la blessure. Nous les examinerons d'une façon succincte :

a) Dans la morsure par pression simple (contusion sans plaie importante) ;

b) Dans celle avec division ou déchirure des tissus (plaies contuses).

Pression simple.— Dans ce degré, qui est de beaucoup le moins grave et qui correspond à la contusion, il y a seulement *pincement* des parties molles : ces dernières, comprimées violemment entre les mâchoires de l'animal, offrent toujours deux *arcs ecchymotiques* se regardant par leur concavité, et résultant de l'*empreinte* que les deux rangées d'incisives ont laissée en sens opposé sur les téguments ; la peau intermédiaire aux deux arcs, en général, reste saine ou tout au moins ne subit que peu d'altération. Dans une blessure de ce genre que nous avons observée, en 1865, à la Charité, dans le service de Denonvilliers, remplacé alors par M. Péan, nous avons constaté, sur un homme mordu à la partie antéro-externe du bras gauche par un cheval, que l'escharre résultant de la pression des dents avait la forme d'un fer à cheval, parce que dans ce cas les deux arcs sus-indiqués s'étaient fusionnés par une de leurs extrémités. La guérison eut lieu.

Une *ecchymose* souvent très-étendue indique que les tissus sous-jacents ont été écrasés et qu'une grande quantité de vaisseaux, de calibre variable, se sont rompus ; et, s'il n'y a pas seulement pression, mais secousses communiquées à la partie saisie par la mâchoire, l'*épanchement sanguin* sous-cutané et même profond est considérable, et les téguments, quoique intacts en apparence, peuvent avoir été plus ou moins décollés. En effet, bien que la peau ait été épargnée presque en totalité et n'offre pas de solution de continuité appréciable, on ne doit pas oublier, à propos de ces traumatismes, que le pincement simple, s'il comprend une épaisseur notable des tissus, peut déterminer non-seulement des épanchements hématiques sérieux et plus tard des abcès traumatiques, mais encore une attrition, un écrasement des masses musculaires et même des lésions osseuses qui donne lieu souvent aux accidents ultérieurs les plus graves.

Dans cette première variété, la *douleur* éprouvée par le blessé est très-vive, plus violente, plus déchirante même que dans les morsures avec plaie étendue et surtout que dans celles par arrachement. Elle est d'autant plus intense que cette pression porte sur des filets nerveux d'un volume plus gros, comme cela a eu lieu à la partie externe du bras pour le nerf radial, dans les quatre faits que nous rapportons plus loin.

Pression avec division ou déchirure des tissus (plaies contuses). — L'*hémorrhagie* primitive est peu à craindre dans cette variété, ainsi que dans toutes les plaies contuses, dont elle présente les degrés et la plupart des caractères cliniques. L'*épanchement sanguin* est parfois considérable, comme dans le fait communiqué par Lorain (morsure du sein chez l'homme). Les *douleurs,* surtout si les tissus résistent, peuvent être intenses au moment même de l'accident, par suite de la compression et du tiraillement que les filets nerveux éprouvent avant de se rompre, mais en général elles se calment rapidement. Ou bien la plaie produite est unique, irrégulière, mâchée, avec attrition, broiement, délabrement des parties molles profondes et même du squelette; ou bien la peau, ayant plus résisté que les tissus sous-jacents, ce qui se voit fréquemment, offre *plusieurs petites solutions de continuité* qui correspondent au bord tranchant de chacune des dents, tandis que les muscles, les tendons et les autres tissus sont beaucoup plus fortement intéressés. Parfois même, on voit se produire par la plaie une *hernie musculaire* comme dans l'observation suivante:

Obs. XV. — (M. Léon Le Fort, Beaujon, 1874.)

B... (Joseph-Victor), 30 ans, charretier, entré le 10 novembre 1871, salle Saint-Vincent-de-Paul, 25, Beaujon. *Morsure de cheval* occupant toute la longueur de la partie interne du *bras droit.* Elle a la forme d'une ligne irrégulière descendant verticalement et coupée inférieurement à angle droit par une ligne empiétant sur la face antérieure. A la jonction de ces deux lignes, on voit une *hernie musculaire* constituée par une portion du biceps appartenant à la moitié inférieure. A perdu peu de sang. Douleurs modérées. Pas de lésion de l'artère humérale ni du nerf médian. Le malade peut encore exécuter le mouvement de flexion du bras. Deux points de suture sur la ligne inférieure au-dessus de la hernie. Pansement alcoolisé.

16 novembre. Élimination des parties sphacélées. Mauvaise odeur de la plaie.

26 novembre. Bel aspect de la plaie. A la partie inférieure on voit encore la hernie constituée par une portion du biceps.

12 janvier 1875. La plaie marche vers la cicatrisation. Elle n'a plus que 3 travers de doigt de long sur 1 de large environ. Exeat.

Les solutions de continuité du squelette des membres sont très-fréquentes, surtout pour les segments dont le volume est plus petit. Rarement on a affaire à une fracture simple : le plus souvent, c'est un *broiement* de l'os (esquilles multiples) qu'on observe ; d'autres fois l'os se trouve *dénudé :* chez un homme dont M. Chassaignac a parlé à la séance du 23 juillet 1851 de la Société de chirurgie, et qui avait été traîné, pendant 10 à 12 pas, par un cheval (l'animal l'ayant saisi par le bras), toutes les chairs des parties antérieures, externes et internes du bras avaient été contusionnées et comme broyées ; l'humérus n'avait pas été brisé, mais la *dénudation de l'os* avait lieu dans l'étendue d'un pouce à la partie latérale externe. Un affaiblissement considérable du pouls à la radiale, et la présence d'une tumeur non pulsatile sur le trajet de la brachiale avaient fait supposer, mais sans preuve bien suffisante, une oblitération par attrition du vaisseau principal du membre.

Dans d'autres cas, il y a *section partielle* des os (les dents de l'animal agissant sur le squelette comme sur les parties molles) avec ou sans enfoncement de fragments : ainsi, dans la séance du 15 avril 1857, de la Société de chirurgie, Huguier présentait un humérus provenant d'un homme mort d'érysipèle, à la suite d'une morsure de cheval à la partie supérieure du bras. On voyait sur cet humérus 4 *points nécrosés correspondant aux 4 dents qui avaient agi sur l'os.* Dans un de ces points, une portion de l'os avait été complétement isolée des parties voisines et *enfoncée dans le canal médullaire.*

Au point de vue de leur MARCHE, ces deux variétés de morsures donnent lieu, les jours qui suivent l'accident, à un *gonflement* et à une *tension* parfois énorme (ce qui explique certains *phénomènes d'étranglement* analogues à ceux qu'on observe dans les blessures par armes à feu) et, la plupart du temps, tous les symptômes locaux et généraux d'une *réaction inflammatoire* très-violente ne tardent pas à se manifester. Des *phlyctènes* peuvent également se développer autour de la blessure et laisser croire à des lésions (du squelette) plus graves qu'elles ne le sont en réalité ; en voici un cas que nous avons recueilli à l'hôpital Saint-Antoine, où nous remplacions M. B. Anger :

Obs. XVI. — (Personnelle, Saint-Antoine, 1875.) Résumé.

R... (Pierre-Eugène), 18 ans, relayeur, entré le 15 juillet 1875, salle Saint-Christophe. Morsure de l'avant-bras droit par la bouche d'un cheval, à côté duquel il se trouvait, et qui avait tout d'un coup retourné la tête en arrière. Les dents de la mâchoire supérieure ont fait une plaie (ayant la forme d'un fer à cheval) à la partie postérieure, et celles de la mâchoire inférieure en ont fait une autre, à la région antéro-interne, disposée en croissant. Ces plaies semblent n'intéresser que les téguments et les tissus sous-cutanés; cependant, quelques jours après son entrée, il se produisit un gonflement énorme de l'avant-bras, mais sans phénomènes généraux graves. Ecchymoses et signes d'épanchements sanguins superficiels et profonds; de plus, nous vîmes se développer à la partie moyenne de la face antéro-interne de l'avant-bras *plusieurs grosses phlyctènes,* remplies de sérosité sanguinolente, qui nous firent soupçonner l'existence d'une fracture qu'aucun autre symptôme ne venait du reste confirmer. Immobilisation. Pansement à l'alcool. Elimination d'escharres superficielles. Le gonflement diminue, et au bout d'une quinzaine de jours le malade quitte le service, entièrement rétabli.

Quant à l'intensité des *phénomènes inflammatoires* (fusées purulentes, lymphangite, etc.) et à celle des *symptômes de mortification* qui se manifestent fréquemment et sur lesquels je ne veux pas insister, on doit l'attribuer à la violence du traumatisme produit, plutôt qu'à une spécificité, à une propriété occulte de l'animal en fureur à laquelle certains auteurs ont voulu faire jouer, à tort, selon nous, un rôle possible, mais beaucoup trop important.

Les morsures par arrachement constituent, comme nous l'avons dit, le degré ultime de ces blessures. Ou bien cet arrachement est *partiel,* quand le segment saisi est épais, ou bien il est *total,* lorsque ce dernier est de plus petit volume, comme les doigts ou les diverses saillies de la face. Au point de vue clinique, ces traumatismes n'offrent pas grande différence avec les plaies par arrachement en général, si ce n'est que, dans certains cas, la surface de section est nette et comme faite par un emporte-pièce, mais le plus souvent elle est irrégulière et mâchée. D'autres fois, la brèche produite par les dents de l'animal paraît plus grande qu'elle ne l'est en réalité, par suite de la rétractilité des fibres musculaires, ainsi que cela a eu lieu dans l'observation XIII, de Désormeaux, où il s'agit d'une perte de substance de la lèvre supérieure et où, malgré le grand écartement, il fut facile de réunir les deux bords de la solution de continuité. Ces plaies sont également suivies ou accompagnées fréquemment de phénomènes de mortification.

§ VII. — Accidents et complications.

Il ne faut pas croire que les accidents et complications auxquels les traumatismes par la bouche du cheval donnent lieu soient constamment en rapport avec la gravité apparente de la blessure, c'est-à-dire avec son étendue et sa profondeur.

Il n'est pas rare, en effet, de voir guérir sans aucun accident sérieux certaines plaies des membres, de la face, même avec arrachement de la partie saisie, surtout si le squelette n'a pas été intéressé ; tandis que l'on voit survenir souvent, pour des morsures semblant bien simples et d'une gravité médiocre, des accidents si graves qu'ils entraînent avec eux les conséquences les plus funestes.

Et d'abord, les secousses imprimées au membre mordu, par l'animal en fureur, peuvent retentir sur les articulations voisines et donner naissance soit à des *entorses*, soit à des *hydarthroses* ou *hémo-hydarthroses*, soit même à de véritables déplacements articulaires.

Les *accidents immédiats* sont la *douleur* qui se calme en général rapidement, le *choc* (ébranlement nerveux), surtout dans les plaies par arrachement. M. H. Larrey a vu, dans quelques traumatismes de cette nature, *un tremblement convulsif* du membre qu'il compare avec raison au spasme du moignon après l'amputation. L'*hémorrhagie primitive* est extrêmement rare, car sur tous les cas que nous avons rassemblés, nous ne l'avons pas constatée une seule fois. Quant à la *fièvre traumatique*, elle varie suivant l'étendue de la lésion.

Sans insister sur tous les accidents qui peuvent être, comme dans toutes les plaies contuses graves, en général, la conséquence de ces traumatismes (*érysipèle*, *angéioleucite*, *phlegmon*, *fusées purulentes*, *phlébite*, etc.), nous dirons que ces sortes de blessures exposent, surtout si le broiement des parties molles profondes est considérable, à la *gangrène traumatique*, au *phlegmon diffus gangréneux*, à cet *emphysème* de bien mauvaise nature que nous retrouvons dans les grands délabrements produits par les armes à feu, enfin à l'*ostéo-myélite* quand le squelette est atteint.

Dans un cas observé par M. Guyon, en 1870, à Necker, et qui avait trait à une morsure de cheval avec déchirure profonde des muscles de la région postérieure de la partie moyenne et latérale de l'avant-bras, il se produisit une *hémorrhagie secondaire* 11 jours après l'accident ; elle dura 20 minutes, était due à l'interosseuse et donna 300 grammes de sang environ ; le malade, un cocher de 26 ans, mourut au bout de 15 jours avec quelques symptômes manifestes de *pyohémie*.

Les accidents de *septicémie* sont en effet assez fréquents à la suite de ces blessures et même sans lésion du squelette : ainsi M. Lannelongue m'a communiqué le fait d'un jeune homme, traité dans son service à Bicêtre, dont l'avant-bras mordu par un cheval a eu toutes les parties molles broyées mais sans fracture, et qui mourut au bout de 18 jours d'infection purulente, après avoir subi une mortification très-étendue de son membre.

Dans un autre exemple (homme de 36 ans, 1868) du service de M. Broca, à la Pitié, où le bras gauche fut broyé comme dans celui qui précède, mais où, de plus, l'humérus avait été gravement intéressé, il y eut une mortification considérable des tissus, mais la guérison eut lieu malgré la constatation de symptômes d'*infection purulente*; le malade avait eu jusqu'à 17 frissons.

Le cas très-curieux, du reste, que M. Abeille publie dans le *Courrier médical* et qu'il donne comme un cas de septicémie terminée par la guérison, nous semble plutôt se rapporter à ces suppurations prolongées avec altérations osseuses dont nous allons parler et à propos desquelles nous exposerons l'observation de cet auteur.

Enfin, M. de Saint-Germain nous a fait part d'un exemple de morsure du bras par simple pincement et sans arrachement, dans lequel des accidents très-graves d'*infection putride* déterminèrent la mort du blessé.

Les suppurations prolongées, entretenues ou non par une lésion du squelette (carie et nécrose), constituent une complication secondaire qui est loin d'être rare, surtout dans les traumatismes de la main et de l'avant-bras. L'observation suivante nous montre, à cet égard, la ressource que l'on peut trouver dans la conservation du membre dans certains cas de suppuration les plus intenses :

Obs. XVII. — (M. Abeille, *Courrier médical*, 1873.)

Morsure de cheval : accidents formidables, septicémie ; arthrite suppurée de l'articulation radio-carpienne et des articulations du carpe, issue de 3 os ; conservation. Guérison.

Goust, palefrenier de l'Hippodrome, mordu au petit doigt de la main droite par un cheval de l'établissement, août 1863. Vaste phlegmon de la main et de l'avant-bras, délire, vomissements, dyspnée.

Incisions et débridements (tartre stibié et sulfate de quinine, alcool en boisson) ; amélioration. Nouveau phlegmon de l'avant-bras ; érysipèle phlegmoneux de tout le bras et de l'épaule ; fusées purulentes et clapiers profonds se limitant à la partie inférieure de l'avant-bras. 4 incisions ; dans l'une d'elles, la radiale est ouverte et liée sur place. Lymphangite réticulaire et profonde gagnant, par poussées, jusqu'à l'épaule. Drainage, bains locaux, injections, onctions mercurielles. Au 5e mois de l'accident, à la suite de la suppuration qui avait atteint toutes les articulations du carpe avec fistules multiples, je pus, dit M. Abeille, extraire un premier os, le pisiforme. Au 7e mois, un second fut enlevé, le pyramidal. Il en restait un troisième découvert, l'os crochu, ne tenant plus que par le ligament interosseux. Je voulais en faire l'ablation, le malade s'y refusa : ce n'est que 18 mois après qu'il le retira lui-même. Ce dernier os enlevé, la cicatrisation fut rapide et le malade se servait d'une main un peu difforme, mais encore utile et qui lui permit de gagner sa vie en travaillant (commissionnaire). Ankylose du poignet, demi-flexion des doigts auriculaire, annulaire et médius. Le pouce et l'indicateur conservent tous leurs mouvements.

Nous avons cité plus haut un exemple de nécrose partielle de l'humérus avec enfoncement du fragment dans le canal médullaire (Huguier); en voici un autre, dû à M. Larrey, et qui a trait à un pincement du grand trochanter, *sans lésion de la peau*, s'étant terminé par ostéite et carie de cette apophyse avec abcès symptomatique. Ce fait offre par lui-même un grand intérêt.

Obs. XVIII. — (Larrey. Val-de-Grâce, 1856.)

Morsure de cheval à la cuisse ayant déterminé un abcès symptomatique d'une ostéite et carie du grand trochanter. — Guérison.

Service de M. Larrey, Val-de-Grâce, salle 29, lit 11. P... (Antoine), garde, âgé de 46 ans, d'une santé robuste, mordu à la cuisse (région trochantérienne), le 26 mai 1855, par un cheval qui n'était dans aucun état de furie ou d'excitation, mais qui était très-habitué à mordre. *La peau ne fut point entamée*, ce qui détourna tout à fait l'attention de P..., lequel n'en continua pas moins de vaquer à ses occupations et de s'exposer, comme auparavant, au frottement de son sabre sur la région trochantérienne. Au bout de quelques jours, douleurs aiguës au niveau de cette région; frictions avec de l'eau-de-vie camphrée *pendant 2 mois*, au terme desquels il se forme une tumeur qui donne à la ponction du pus. Injections iodées; large vésicatoire; incision verticale de 8 centimètres permettant de constater une dénudation du grand trochanter avec ostéite suppurante; suppuration abondante; injections détersives, pansement progressivement compressif. Recollement de ce vaste foyer. Guérison.

Complications du côté du système nerveux. — Les accidents nerveux se montrent aussi bien, mieux peut-être après les morsures de petite dimension qu'à la suite des grands délabrements ; ils offrent de nombreuses variétés. Outre le *choc* qui suit de très-près le traumatisme, nous devons citer les *douleurs rebelles* se propageant le long des nerfs ou des filets nerveux qui ont été atteints, l'*agitation*, les *convulsions* des muscles de la face, le *délire*, etc.; nous ne ferons que mentionner les troubles *choréiques et hystériformes* que le professeur Lorain a observés dans 2 cas de cette nature pour arriver à une complication fréquente et des plus graves, je veux parler du *tétanos*, dont nous rapporterons 3 cas dus à MM. Guyon, Farabeuf et Duplay.

Obs. XIX. — (Guyon. Necker, 1874.)

H..., 70 ans, cocher. Est mordu le 9 juin 1874 au pouce gauche par un cheval. Blessure peu grave en apparence, mais ne se cicatrise pas les jours suivants. Le 25, il dort au soleil pendant plusieurs heures. Le lendemain, il est pris de frisson violent pendant la nuit. Température : 41.4. Trismus. Injections morphinées, bain de vapeur. Mort.

Dans l'observation de M. Farabeuf, le tétanos a reconnu comme cause déterminante une lésion du *rameau cutané du nerf radial :*

Obs. XX. — (Farabeuf. Bicêtre, 1863.)

Un charretier est mordu au bras par un cheval. La peau de la partie moyenne de la face externe de ce bras est arrachée, mais la lésion se borne aux téguments, car il est facile de voir au fond de la plaie l'aponévrose comme disséquée. Tétanos. Mort. L'examen nécropsique permit de constater, comme on l'avait préjugé d'avance pendant la vie, que le *rameau cutané du nerf radial avait été compris dans la perte de substance* tégumentaire faite par l'animal.

Le troisième cas de *tétanos traumatique* que nous avons observé dans le service de M. Duplay, à Saint-Antoine, et que nous avons déjà fait figurer dans notre revue de l'*Union médicale* (16 juillet 1874), a trait à un fort garçon de 25 ans, charretier, qui fut, 10 jours avant son entrée, mordu par un cheval. L'animal avait pincé et mâché l'éminence thénar de la main droite. 3 jours après la blessure, il présentait des phénomènes tétaniques bien accusés. Trismus, puis opisthotonos. 7 jours après, la contracture était limitée à toute la partie supérieure du corps et plus spécialement aux muscles du cou, de la face et de la partie postérieure du tronc. La respiration était libre, le pouls à 104 et les accès ne revenaient qu'à des intervalles assez éloignés. Le corps et principalement la face et le thorax étaient couverts d'une sueur profuse. Quand on touchait la plaie de la main, on produisait immédiatement, par action réflexe, des douleurs beaucoup plus vives dans la tête et les mâchoires, et le malade était pris non pas d'un accès tonique proprement dit, mais de contractures plus intenses s'accompagnant d'une légère cyanose; intelligence conservée. M. Duplay employa une thérapeutique mixte : bains de vapeur, chloral à l'intérieur (15 gr. dans les 24 heures); opium et injections hypodermiques de chlorhydrate de morphine dans les masseters. Incision, puis excision allant jusqu'au squelette et au-dessus de la plaie, de façon à sectionner les filets nerveux situés entre la blessure et le reste du membre. A la suite de cette section, la plaie, quand on venait à la toucher, n'était plus le siége de l'action réflexe sus-indiquée ; mais les accidents persistèrent, la cyanose s'accentua davantage, la température s'éleva jusqu'à 40° et le malade succomba 20 jours après le début du tétanos.

Les *paralysies traumatiques* rebelles, à la suite de lésion de branches nerveuses par les morsures de cheval, même sans plaie étendue, constituent certainement un des points les plus intéressants de l'étude des complications de ce genre de traumatisme.

4 faits de blessure du nerf radial (pincement de la région externe du bras par la mâchoire) qui semblent pour ainsi dire calqués les uns sur les autres, tant leurs symptômes sont identiques, méritent, à notre avis, d'attirer ici l'attention. On pourra juger par la lecture de ces observations, qui sont dues à MM. Desprès, Guyon, Tillaux et Verneuil, quelles sont les conséquences extrêmement graves que peut entraîner à sa suite une blessure en apparence de bien médiocre importance:

Obs. XXI. — (Desprès. Cochin, 1872.)

Na... (Louis), 38 ans, charretier, marié, entré le 22 décembre 1871 à Cochin, pour une plaie contuse paraissant assez superficielle et située à la partie externe du bras droit. La solution de continuité des parties molles ne tarde pas à guérir par un pansement simple, mais il reste une paralysie consécutive des extenseurs qui témoigne évidemment en faveur d'une *contusion violente du nerf radial*. Pendant 3 mois on soumet les muscles paralysés à une électrisation quotidienne. Le malade sort le 1er avril 1872, amélioré, mais non guéri de sa paralysie.

Obs. XXII. — (Guyon. Necker.)

Homme d'une trentaine d'années, a le bras gauche pincé par les dents d'un cheval, au niveau de sa région externe. La pression des dents de l'animal n'a laissé sur les téguments que des traces peu accentuées, et cependant on constate immédiatement une *lésion du nerf radial* qui s'accuse par la paralysie de tous les muscles auxquels vont se rendre les filets de ce nerf ; la main reste pendante et en pronation, et le malade ne peut la ramener dans la supination. Quelques jours après l'accident, le membre devient rouge et tuméfié, mais cependant les menaces de phlegmon sont conjurées. Pendant 3 mois cet homme est resté en observation ; on a essayé l'électricité à plusieurs reprises et d'autres traitements, rien n'y a fait, la paralysie a persisté.

Les 2 autres cas de lésion du nerf radial par morsure de cheval que nous avons observés proviennent des services de M. Verneuil et de M. Tillaux et ont déjà été publiés dans deux de nos *Revues* de *l'Union médicale* (février 1873 et juin 1875) ; en voici le résumé :

Obs. XXIII. — (Verneuil. Pitié, 1873.)

Morsure de cheval au niveau du bras droit. Paralysie traumatique et rebelle du nerf radial. — H..., de 21 ans, vigoureux, a le bras droit saisi ou plutôt pincé transversalement au niveau de sa partie moyenne par les dents d'un cheval. La douleur éprouvée fut très-vive, et au moment où l'animal lâcha prise, tout le membre supérieur retomba de lui-même et resta le siége d'un engourdissement qui persista longtemps.

Guérison rapide d'un phlegmon peu intense consécutif à la blessure, mais avec perte absolue des mouvements de supination et d'extension de la main correspondante. 3 mois après, sur le bras légèrement atrophié, se voient deux cicatrices à peu près arrondies et de la largeur d'une pièce de 50 centimes; chacune est à l'extrémité du diamètre transversal du membre, l'une en dedans de la saillie du biceps, l'autre en dehors, située au niveau du point où le nerf radial s'échappe de la gouttière de torsion de l'humérus. Membre dans la pronation. *Paralysie traumatique du nerf radial.* Lès muscles électrisés ne se contractent plus. On n'en soumet pas moins le malade à des séances d'électrisation fréquemment répétées pendant plus de 3 mois. Malheureusement, on n'obtient aucun résultat et le malade sort de l'hôpital absolument dans le même état.

Obs. XXXIV. — (Tillaux. Lariboisière, 1875.)

Morsure du bras droit par la bouche d'un cheval. Paralysie traumatique du nerf radial. — H..., de 20 ans, entre dans le service pour une impotence à peu près complète de l'avant-bras et de la main du côté droit. Il y a 39 jours, le bras de ce côté fut mordu ou plutôt pincé vigoureusement à la partie antéro-externe, mais non pas secoué, par les dents d'un cheval ; du poing gauche, ce jeune homme repoussa fortement l'animal qui lâcha prise, mais il avait éprouvé, au moment du traumatisme, une douleur très-vive, et il s'aperçut sur-le-champ que l'avant-bras et la main ne fonctionnaient plus comme d'habitude. Cicatrisation rapide des petites plaies produites par les dents; frictions sur le membre; atrophie légère de tout le segment inférieur du membre thoracique droit ; les muscles des régions postérieure et externe de l'avant-bras ont perdu de leur volume et de leur consistance, ils sont plus flasques ; l'électricité dénote une paralysie des muscles court et long supinateurs, cubital postérieur, abducteur du pouce, extenseurs des doigts et du pouce. Avant-bras en pronation et main pendante en flexion ne pouvant être ramenée spontanément en extension ; donc : *altération évidente du nerf radial.* Un seul muscle a échappé, c'est l'*anconé,* qui reçoit son innervation du filet qui naît au-dessus de la gouttière de torsion. Sensibilité en grande partie conservée. Malgré l'emploi de l'électricité pendant plusieurs mois, le malade sort de Lariboisière en conservant une impotence des plus marquées de l'avant-bras et de la main du côté droit.

Nous ne ferons que mentionner, en terminant cette étude des accidents de complication, les *ulcérations rebelles* auxquelles donnent lieu ces traumatismes, et qui sont souvent entretenues par un vice diathésique, les *cicatrisations vicieuses,* résultant d'une perte de substance plus ou moins considérable, la *rétraction permanente des tendons*, l'*atrophie du membre blessé*, etc., etc.

§ VIII. — PRONOSTIC.

D'une façon générale, il est évident qu'à l'exemple de tous les traumatismes, ceux qui sont produits par la bouche du cheval varient de gravité suivant l'étendue et la profondeur de la blessure, et surtout suivant la nature des tissus intéressés ; cela est incontestable, mais nous devons nous garder d'accepter cette formule comme la règle.

Nous voyons, en effet, des morsures avec arrachement d'un ou de plusieurs doigts se cicatriser avec la plus grande facilité, tandis qu'une blessure paraissant bien superficielle va donner lieu, tant au point de vue local que général, aux complications les plus sérieuses, comme nous l'avons déjà exposé en parlant des accidents.

Au-dessous d'une contusion ou d'une plaie contuse à peine visible sur les téguments, peut exister une profonde désorganisation des tissus d'où résultent de vastes phlegmons, des suppurations diffuses et des mortifications étendues ; d'autre part, la simple pression des dents de l'animal est capable de contondre un nerf, de déterminer sa destruction partielle ou totale et par suite d'amener la paralysie rebelle de tous les muscles auxquels il se distribue : la perte des fonctions d'un membre tout entier est alors la conséquence d'un traumatisme bien léger en apparence.

Voilà des raisons suffisantes, à notre avis, pour légitimer la réserve que tout chirurgien doit sans cesse apporter dans le pronostic des morsures par la bouche du cheval.

Petit (*Dict. en* 60 *vol.*, art. MORSURE) fait bien ressortir la disproportion qui peut exister parfois entre le caractère anatomique de la blessure et les troubles auxquels parfois elle donne naissance. Nous en retrouvons encore un exemple frappant dans l'observation suivante que M. Le Fort a bien voulu nous communiquer :

OBS. XXV.—(Le Fort, Beaujon, 1873.)

Morsure de cheval (*avant-bras droit*). *Hygroma aigu de la bourse olécranienne. Phlegmon diffus du membre supérieur. Mort.*

D..., cocher, 48 ans (2e pavillon, nº 24, Beaujon), est mordu, il y a 5 jours, par un cheval, à la partie inférieure de l'avant-bras droit. *Morsure assez légère, d'ailleurs, puisque c'est à peine si l'on en découvre la trace.* 2 jours plus tard, le malade, après avoir éprouvé quelques douleurs dans le coude du côté malade, sentit une tumeur de plus en plus douloureuse se former à ce niveau, elle était chaude et rouge; traînées rougeâtres sur l'avant-bras et le bras, douleurs dans l'aisselle.

Il entre à l'hôpital le 8 mai, et on constate alors un hygroma aigu de la bourse olécranienne qui, ouverte par une incision cruciale, laisse écouler du pus de bonne nature. Tuméfaction de tout le membre supérieur droit. Rougeur érysipélateuse diffuse plus marquée surtout à la partie postérieure. Léger œdème de tout le membre avec engorgement douloureux des ganglions axillaires. État général bon. Pouls à 100. 9 mai, mouchetures sur tout le membre. Compresses mouillées sur tout le membre. 10, encore des mouchetures. 11, tension du bras considérable, élévation du pouls et de la température. Prostration, coma, mort.

Évidemment, ces sortes de blessures tiennent leurs caractères généraux et leur gravité de deux circonstances principales, à savoir l'effet contondant ou dilacérant de la bouche de l'animal, et non, comme plusieurs auteurs l'ont avancé, d'un principe délétère contenu dans la salive. Cependant, Lecat dit (*Mercure de France*, janvier 1736) : « J'ai vu un homme, mordu légèrement par un cheval, mourir en 7 jours avec tous les symptômes de l'empoisonnement le plus violent. » D'autre part, M. H. Larrey (thèse Dauvé, p. 18) nous apprend que, pendant le rut, les chameaux sont atteints d'une espèce de rage qui rend leurs morsures très-dangereuses. « Presque tous les soldats mordus, dit-il, dans ces conditions, ont été estropiés. » Ne pourrait-il pas en être de même du cheval, et l'état de fureur dans lequel se trouvent ces animaux, au moment où ils mordent, ne communiquerait-il pas à la salive un caractère sinon venimeux, du moins plus irritant, en possédant certaines propriétés physiologiques particulières qui contribuent à rendre la blessure plus grave ? C'est une simple question très-importante, à mon avis, que je pose, mais que je ne puis résoudre actuellement, faute de preuves suffisantes.

Toutes choses égales, d'ailleurs, les régions protégées par les vêtements sont exposées à des lésions moins profondes, je ne dis pas moins graves, que celles qui sont habituellement nues.

M. Dauvé, dans sa thèse, établit que ces morsures sont d'autant plus sérieuses qu'on s'éloigne du tronc ; c'est là un principe que nous ne saurions admettre, au moins dans la majorité des cas. Les blessures de la main sont, il est vrai, plus mâchées; les fractures y sont certainement plus communes et les arrachements également d'une fréquence plus grande : mais ces traumatismes de la main, rentrant dans la loi commune, ne laissent pas que de guérir souvent beaucoup mieux que ceux, même moins graves en apparence, qui siégent soit à l'avant-bras, soit au niveau du bras ; et, je le répète, nous ne pouvons nous ranger à l'opinion de certains auteurs voulant que les morsures faites aux mains soient plus souvent accompagnées d'accidents que celles faites dans d'autres parties, et qu'on en trouve la cause autant dans la nudité habituelle qui favorise l'inoculation de la salive (? ?) que dans leur structure particulière.

Ce qui nous semblerait se rapprocher davantage de la vérité, c'est de dire, en ce qui concerne le membre supérieur, qu'en raison de l'épaisseur décroissante des divers segments de ce membre, les plaies sont plus étendues et plus profondes, les arrachements plus complets et les fractures plus comminutives à mesure que l'on s'éloigne de sa racine. Nous ne voulons pas cependant prétendre que ce soit là un principe immuable et non susceptible d'exceptions nombreuses.

Enfin, le pronostic doit être réservé eu égard à la lenteur et à l'irrégularité de la cicatrisation, aux mutilations consécutives et à l'importance fonctionnelle du membre, tous accidents que ces blessures peuvent entraîner à leur suite.

§ IX. — TRAITEMENT.

Un mot sur le traitement. Il est celui de la contusion et des plaies contuses, c'est-à-dire tout d'expectative, à moins de conditions spéciales. On se contentera donc, sans avoir le plus souvent recours au traitement antiphlogistique préconisé par quelques chirurgiens, de conseiller l'immobilité, l'application de cataplasmes ou d'un pansement résolutif joint à des soins minutieux de propreté.

Si, au bout de 48 heures, la tuméfaction devient considérable et s'accompagne de symptômes généraux, de fièvre traumatique intense avec menace de gangrène, on aura recours aux débridements profonds, et surtout à l'emploi du *cautère actuel*, que l'on répètera même les jours suivants si la tendance à la mortification s'accentue davantage, et cela, non pas dans le but d'anéantir un virus spécial qui n'existe pas, mais dans celui de provoquer une modification profonde dans la vitalité des tissus : ce point est capital dans la thérapeutique des morsures, et on doit bien se garder de le négliger, car le fer rouge est un moyen puissant d'atténuer les phénomènes généraux, en même temps qu'il agit au point de vue local.

Une fois la modification effectuée et limitée, on se bornera à surveiller l'élimination des escharres, à favoriser l'issue des produits de décomposition et à faire usage des pansements antiseptiques, et parmi eux celui que je préférerais à l'acide phénique est la solution de *permanganate de potasse.*

Ces plaies étant essentiellement contuses, il n'y a guère lieu d'espérer la réunion des bords de la solution de continuité, et on doit laisser la suppuration se produire sans en entraver la marche ; cependant, dans les blessures de la face, afin d'éviter le plus possible les cicatrices difformes, on essaiera le rapprochement et même la réunion des lèvres de la plaie : cette conduite a réussi dans l'observation XIII, et elle n'a pas non plus donné un mauvais résultat dans celle que nous puisons dans la thèse de M. Dauvé et qu'il a lui-même empruntée au *Recueil d'observ. chir. de Delaisse :*

OBS. XXVI. — (Thèse Dauvé, p. 17.)

Un jeune homme de 15 ans, en voulant brider un cheval, fut mordu par cet animal à la joue gauche : il eut une partie des muscles zygomatiques et buccinateurs emportés, la lèvre supérieure du même côté, s'étant trouvée comprise dans la même morsure, fut déchirée dans toute son épaisseur, depuis la narine jusqu'à sa partie inférieure, sans cependant qu'il y eût aucune perte de substance; on voyait la gencive et quelques-unes des dents. Delaisse rapprocha par une bonne suture. Le malade guérit après une suppuration qui dura 3 semaines.

Dans les cas d'arrachement avec perte de substance, on devra, surtout quand il s'agit de la face, essayer le recollement, la réapplication immédiate de la partie enlevée (ce qu'on avait négligé de faire dans l'observation XI). Ce n'est pas à dire qu'on réussira dans ces tentatives, il s'en faut de beaucoup, mais on ne doit négliger aucune des moindres chances que le blessé peut avoir d'éviter une mutilation horrible du côté de la figure.

Dès qu'il y a fracture, même comminutive, mais sans délabrement considérable des parties molles, et surtout des téguments, on aura recours à la chirurgie conservatrice; mais si le broiement intéresse tout un membre (coude, bras, etc.), il ne reste plus que la ressource d'une amputation immédiate, comme dans un cas que nous a rappelé M. Désormeaux et où le cheval avait enlevé de terre et traîné le patient après l'avoir saisi par l'avant-bras, et les exemples de cette nature ne sont malheureusement pas très-rares.

Quant aux complications, comme chacune d'elles exige sa thérapeutique spéciale, elles nécessiteraient une étude qui nous entraînerait beaucoup trop loin.

Conclusions.

I. — Les plaies par morsure de cheval rentrent essentiellement dans la grande classe des *plaies contuses.*

II. — La mâchoire de l'animal agit non-seulement par *pression*, mais encore en imprimant des *secousses violentes* à la partie saisie : cela dépend de l'état de fureur et d'excitation du cheval, qui peut soulever le patient à plusieurs reprises et le traîner sur le sol.

III. — Ces blessures reconnaissent deux causes principales : l'*une, tenant à l'animal* qui fait effort pour enlever la partie saisie ; l'*autre, tenant au blessé* qui cherche à se dégager de l'étreinte des mâchoires et augmente par là la force de traction.

IV. — Les morsures du *membre supérieur* sont de beaucoup les plus nombreuses, et c'est la main qui est le plus souvent intéressée, le pouce d'abord, puis l'auriculaire et l'indicateur.

V. — La face (lèvres supérieure et inférieure, joue, nez, oreille) est assez souvent le siége de morsures par arrachement. Nous avons observé un cas d'arrachement de la verge et du testicule droit.

VI. — Les *caractères anatomiques* de ces blessures varient depuis le simple pincement jusqu'aux broiements les plus épouvantables. On peut les diviser en *lésions par pression* et *lésions par arrachement.*

VII. — Les téguments peuvent résister à la pression de la mâchoire, et, au contraire, les organes profonds être contus, déchirés, brisés.

VIII. — Les arrachements sont blessures communes, surtout pour les doigts et la face. Ils sont complets ou incomplets. Parfois les tissus, au lieu d'être mâchés, sont *coupés nettement* et comme par un emporte-pièce.

IX. — Le caractère clinique, en quelque sorte pathognomonique, de la morsure par pression simple, est l'empreinte que les dents laissent sur les téguments en forme d'*arcs ecchymotiques.*

X. — La douleur est beaucoup plus violente dans les morsures par pression que dans celles par arrachement.

XI. — Des hernies musculaires peuvent se rencontrer dans les morsures avec déchirures des parties molles.

XII. — Les fractures sont très-fréquentes, surtout pour l'avant-bras et la main, ou bien il y a fracture simple, ce qui est rare, ou bien dénudation ou bien broiement (esquilles multiples le plus souvent), ou bien section partielle des os.

XIII. — Ces morsures donnent lieu fréquemment à un gonflement et à une tension énorme (phénomènes d'étranglement), à des symptômes de réaction inflammatoire très-intenses, au développement de phlyctènes et de mortifications plus ou moins étendues.

XIV. — Les principaux accidents sont : la douleur, le choc (ébranlement nerveux), le tremblement convulsif du membre, l'hémorrhagie primitive (rare), la fièvre traumatique intense.

Viennent ensuite la gangrène et l'emphysème traumatique, le phlegmon diffus gangréneux, l'ostéo-myélite, l'hémorrhagie secondaire, la septicémie, surtout les *suppurations prolongées* entretenues ou non par une lésion du squelette.

XV. — Les complications du côté du système nerveux sont nombreuses et très-intéressantes. Ce sont les douleurs rebelles, les convulsions de la face, le délire, les troubles choréiques et hystériformes, le tétanos.

XVI. — On observe souvent des paralysies traumatiques à la suite de lésions de branches nerveuses. Quatre faits de blessures du nerf radial avec persistance de la paralysie ont été mentionnés dans ce mémoire.

XVII. — Le pronostic doit toujours être réservé, car les blessures les plus graves en apparence peuvent guérir rapidement, tandis que celles qui paraissent très-légères peuvent, au contraire, entraîner les accidents les plus sérieux et même la mort.

XVIII. — Au-dessous d'une contusion ou plaie contuse, à peine visible sur les téguments, peut exister une désorganisation profonde des tissus profonds.

XIX. — La gravité de ces morsures tient au double effet contondant et déchirant de la bouche de l'animal, et non à un principe delétère; cependant, l'état de fureur dans lequel se trouve le cheval ne pourrait-il pas communiquer à la salive un caractère plus irritant et par conséquent plus nuisible ?

XX. — Ces blessures ne sont pas d'autant plus sérieuses qu'on s'éloigne du tronc; mais en raison de l'épaisseur décroissante des divers segments d'un membre, les plaies sont plus étendues et plus profondes, les arrachements plus complets, et les fractures plus comminutives, à mesure qu'on se rapproche des extrémités.

XXI. — Le traitement est le même que celui des contusions et plaies contuses (expectation, cataplasmes, balnéation, résolutifs).

XXII. — Débridements nécessaires et emploi répété du fer rouge, si, à l'intensité des phénomènes généraux, vient s'ajouter une tuméfaction considérable et une menace de gangrène. Emploi des désinfectants et du permanganate de potasse en particulier.

XXIII. — Tenter le rapprochement et la réunion des bords de la plaie, s'il s'agit d'une morsure de la face.

XXIV. — Chirurgie conservatrice dans le cas où les téguments ne sont pas trop délabrés. Si le membre est broyé, amputation immédiate.

TABLEAU DE 66 CAS DE TRAUMATISMES PRODUITS PAR LA BOUCHE DU CHEVAL.

I. — Membre supérieur.

Main et doigts.	Main droite .... (h.)	Pincée sur son bord interne	B. Anger. — Saint-Antoine	1875. Guérison.
	Main droite .... (h.)	Index et medius arrachés	Guyon. — Necker	1874. Guérison.
	Main droite .... (h.)	Déchirure de l'éminence thénar. — Tétanos.	Duplay. — Saint-Antoine	1874. Mort.
	Pouce gauche .... (h.)	Mordu. Trismus	Guyon. — Necker	1874. Mort.
	Pouce .... (h.)	Arraché avec le tendon fléchisseur	P. de Marchetis. — Mém. Morand, *Acad. chir.*, t. II., p. 88.	Guérison.
	Pouce .... (*soldat.*)	Arraché avec le tendon fléchisseur	Morand. — Mémoire.	
	Pouce gauche .... (h.)	Arraché avec les tendons extenseurs et fléchisseurs.	Petit. — 1734. Mémoire	Guérison.
	Pouce gauche ...... (*soldat.*)	Mordu	H. Larrey. — Val-de-Grâce	1851. Guérison.
	Pouce droit .... (f.)	Arraché	H. Larrey. — Hôtel-Dieu	1836. Mort.
	Auriculaire gauche ..... (h.)	Arraché	Guyon. — Necker	1868. Guérison.
	Auriculaire .... ( )	Arraché	Job de Lamb. — *Acad.*	31 juillet 1855.
	Indicateur droit .... (h)	Arraché avec tendons extenseurs et fléchisseurs, avec morsure du médius et annulaire.	Debrou (Th. Dauvé)	1855. Guérison.
	Indicateur gauche.. (*soldat.*)	Arraché	Larrey (Th. Dauvé)	1851. Guérison.
	Main .... (h.)	Mutilée	Denonvilliers (Th. Dauvé)	1852. Guérison.
	Main .... (f.)	Mordue	Lorain.	
	Main gauche .... (h.)	Bas du pouce. Enlevé de terre, large plaie.	L. Lefort. — Beaujon	1874. Guérison.
	Main droite .... (h.)	Accident grave. Septicémie arthropathie radio-carpienne suppurée.	Abeille. — Hôpital du Roule	1863. Guérison. 1873. *Courrier médical.*
Avant-bras et coude.	Avant-bras droit .... (h.)	Mordu	Gillette, rempl. B. Anger. — Saint-Antoine..	1875. Guérison.
	Avant-bras .... (h.)	Broiement épouvantable, amputé	Désormeaux.	
	Avant-bras .... (h.)	Mordu. Parties moyennes et latérales....	Guyon. — Necker	1870. Mort.
	Avant-bras .... (h.)	....	Lannelongue. — Bicêtre.	
	Avant-bras gauche ...... (h.)	Fracture du cubitus	B. Anger. — Saint-Antoine	1875. Guérison.
	Avant-bras gauche ..... (f.)	....	Lorain	1866. Guérison.
	Avant-bras .... (h.)	Plaie contuse	Després. — Cochin	1872. Guérison.
	Avant-bras .... (*soldat.*)	Deux plaies	Larrey. — Hôpital du Gros-Caillou	1849. Guérison.
	Avant-bras .... (h.)	Fracture extrémité inférieure radius......	Denonvilliers (Th. Dauvé)	1852. Guérison.
	Coude .... (h.)	Broyé	A. Forget.	
	Région du pli du coude. (h.)	Arrachée. Artère humérale à nu	B. Anger, rempl. Richet. — Hôtel-Dieu	1878. Guérison.
	Avant-bras droit .... (h.)	Morsure légère. Phlegmon diffus	L. Lefort. — Beaujon	1873. Guérison.
	Avant-bras gauche ...... (h.)	Partie moyenne, 3 petites plaies	L. Lefort. — Beaujon	1873. Guérison.
Bras, épaule.	Bras droit .... (h.)	Mordu. Paralysie du radial	Verneuil	1873. Guérison. Paralysie persistante.
	Bras droit .... (h.)	Mordu. Paralysie du radial	Tillaux	1875. Guérison. Paralysie persistante.
	Bras gauche .... (h.)	Mordu. Paralysie du radial	Guyon. — Necker	Guérison.
Bras, épaule. (*Suite.*)	[illegible] .... (h.)	Mordu. Paralysie du radial	Després. — Cochin	1872. Guérison. Amélioration de paralysie
	Bras droit .... (h.)	Mordu, pas de complication	Després. — Cochin	1872. Guérison.
	Bras .... (h.)	Mordu	Chassaignac. — Société chirurg	23 juillet 1851. Guérison
	Bras .... (h.)	Mordu. Partie supérieure	Huguier. — Société chirurg	15 avril 1857. Mort.
	Bras .... (h.)	Mordu sans arrachement	De Saint-Germain	Mort.
	Bras gauche .... (h.)	Broyé, infection purulente	Broca. — Pitié	1868. Mort.
	Bras .... (h.)	Désarticulation du bras. Hémorrhagie artère axillaire.	Tillaux	Mort.
	Bras	Hystérie	Lorain.	
	Bras .... (h.)	Mordu. Lésion, filet cutané du radial. Tétanos	Farabeuf. — Bicêtre	1863. Mort.
	Bras gauche .... (h.)	....	Denonvilliers. — Charité, rempl. par Péan...	1865. Guérison
	Bras	....	Fabrice de Hilden.	
	Epaule gauche .... (h.)	....	B. Anger	Guérison.
	Epaule .... (*soldat.*)	Arrachement de presque tout le deltoïde...	Bonnafont	Guérison.
	Epaule .... (h.)	Fracture acromion	Nélaton et Cruveilhier. — Hôpital des cliniques	Guérison.
	Bras .... (h.)	Mordu. Plaie considérable. Pas d'arrachement, phlegmon diffus.	L. Labbé. — Saint-Antoine	1869. Guérison.
	Bras .... (h.)	Mordu, face externe	Denonvilliers (Th. Dauvé). — Saint-Louis...	1852. Guérison.
	Bras droit .... (h.)	Partie interne, hernie musculaire	L. Lefort. — Beaujon	1874. Guérison.

II. — Membre inférieur.

Cuisse.	Cuisse .... (h.)	....	A. Forget.	
	Hanche .... (*soldat.*)	Mordue. Ostéite et carie	H. Larrey. — Val-de-Grâce	1856. Guérison.
	Flanc droit .... (h.)	Mordu vigoureusement. Phlegmon diffus, pyohémie.	De Saint-Germain	Mort.
	Cuisse .... (h.)	....	Lannelongue.	
Jambe et jarret.	Jambe g. (*soldat, enf. de trp*)	Plaie comme emporte-pièce	H. Larrey. — Val-de-Grâce	1857. Guérison.
	Creux du jarret.... (*soldat.*)	....	H. Larrey. — Val-de-Grâce	1854. Guérison.
	Jambe .... (*jeune garçon.*)	Morsure de zèbre. Amputation	Sanson. — Pitié	1827. Guérison.

III. — Région thoracique.

Sein, aisselle.	Sein droit .... (h.)	Forte morsure	Lorain	Guérison.
	Aisselle	....	Després.	

IV. — Face.

Lèvres, nez, joue.	Lèvre inférieure .... (h.)	Arrachée	De Saint-Germain	Guérison.
	Lèvre supérieure	Arrachée par la bouche d'un mulet	Désormeaux. — Mém., *Acad. chirurg*	1774 Guérison.
	Nez et lèvre supérieure. (h.)	Arrachés	Richet. — Hôtel-Dieu	1873. Guérison.
	Joue gauche .... (h.)	Mordue	Guyon. — Necker	1869 Guérison
	Joue gauche .... (h)	Mordue avec la lèvre supérieure	*Rec. d'obs. chirurg.* de Delaisse (Th. Dauvé).	Guérison.
	Oreille .... (h.)	Partie inférieure arrachée presque en totalité.	Guyon. — Necker	1873. Guérison.

V. — Organes génitaux.

Verge et testicule droit.....	Arrachés. Rétrécissement traumatique, uréthrotomie externe.	A. Guérin. — Hôtel-Dieu	1872. Guérison.

Paris. — Imprimerie Paul Dupont, rue J. J. Rousseau, 41 (Hôtel des Fermes). (101), 9-6.)

www.ingramcontent.com/pod-product-compliance
Ingram Content Group UK Ltd.
Pitfield, Milton Keynes, MK11 3LW, UK
UKHW021204230726
13926UKWH00001B/306